12e CONGRÈS INTERNATIONAL DE MÉDECINE A MOSCOU

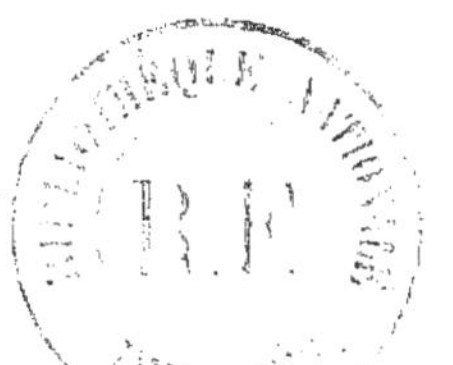

UNE NOUVELLE CLASSIFICATION DES BASSINS VICIÉS

Par le Professeur Felice La Torre

de Rome.

PARIS
IMPRIMERIE F. LEVÉ
17, RUE CASSETTE, 17

12e CONGRÈS INTERNATIONAL DE MÉDECINE A MOSCOU

UNE NOUVELLE CLASSIFICATION DES BASSINS VICIÉS

Par le Professeur Felice La Torre

de Rome.

PARIS

IMPRIMERIE F. LEVÉ

17, RUE CASSETTE, 17

UNE NOUVELLE CLASSIFICATION

DES BASSINS VICIÉS

MESSIEURS,

J'ai l'honneur de soumettre à votre haute appréciation une nouvelle classification des bassins viciés.

Ce ne sont vraiment pas les classifications qui manquent; il n'y en a pas une, à mon avis, qui, au point de vue d'un traitement moderne, tout au moins, rende claire et pratique l'étude des viciations de la filière pelvienne. Cela tient surtout au principe sur lequel on se base pour établir la classification même. En effet, quelques-uns se basent sur la cause, d'autres sur la pathogénèse; il y a des accoucheurs qui classent les bassins viciés d'après la réduction des diamètres et d'autres, enfin, qui prennent tous ces éléments ensemble.

Il en dérive une classification presque pour chaque auteur; ce qui fait varier à l'infini le nombre des types et des sous-types des bassins viciés. Tandis, par exemple, que Schrœder et Spiegelberg admettent 12, 13, 14 ou 15 types et formes des bassins viciés, Depaul n'en admet que 5 à 6, Pinard de 7 à 8, Charpentier 7, Martin 10, Ribemont-Lepage 8, Schauta au moins une vingtaine, Runge 4, etc., etc.

Tout cela rend naturellement l'étude des bassins embrouillée.

Classer donc, d'après un principe rationnel, fondamental et universel les bassins viciés, pour en rendre l'étude utile et pratique, doit être une nécessité absolue et le souci de tous les accoucheurs. C'est pourquoi, Messieurs, j'ai formulé une nouvelle classification, qui me semble correspondre au but que nous poursuivons et qui, j'ose l'espérer, recevra votre approbation.

Parlant au milieu de vous, Messieurs, c'est-à-dire à des savants en obstétrique, il n'est point nécessaire que je m'attarde sur beaucoup de particularités. Mais je ne puis m'empêcher de vous faire mention de quelques classifications, surtout de celles qui sont encore en vogue.

Ce sont :

1° La classification dite étiologique, classique jusqu'à nos jours, qui divise les bassins en

Bassins viciés par excès d'amplitude.
— par étroitesse.

Et les bassins étroits en

Bassins rétrécis par rachitisme.
— par ostéomalacie.
— par ankylose d'une symphyse sacro-iliaque (oblique ovalaire de Naegele).
Bassins rétrécis par ankylose des deux symphyses sacro-iliaques (double oblique ovalaire de Robert).
Bassins rétrécis par altération de la colonne vertébrale.
— par lésion des membres inférieurs.
— par fractures, tumeurs, etc., des os du bassin.

2° La classification dite, pour ainsi dire, pathogénique qui se base sur la pathogénèse de la viciation même, parce qu'elle prend pour point de départ les éléments qui déterminent la transformation du bassin du nouveau-né en bassin d'adulte. Vous en connaissez le mécanisme ; je ne vous en parle pas.

Cette classification divise les bassins viciés d'une manière quelque peu rationnelle, mais elle n'est pas pratiquement meilleure que l'autre.

Elle se base sur les :

1° *Anomalies dans le développement des os du bassin.*

Générales et symétriques.....	Bassin trop grand. — étroit.
Localisées et asymétriques....	— oblique ovalaire.
Localisées et symétriques. . .	— double oblique ovalaire.

2° *Ramollissement, néoplasme et fractures du bassin.*

Bassin rachitique.
— plat non rachitique.
— pseudo-ostéomalacique.
— ostéomalacique.
— par tumeurs, fractures, etc.

3° *Anomalies dans la pression sur le bassin par déviation de la colonne vertébrale.*

Bassin lordotique.
— scoliotique.
— cyphotique.

4° Déplacement de la colonne vertébrale dans le bassin.

Bassin spondilozématique.
— spondilolistésique.

5° Anomalies dans les contre-pressions par lésion des membres inférieurs.

Asymétriques	Bassin vicié par lésion d'un membre.
Symétriques	Bassin vicié par lésion des deux membres.

Ces deux classifications, bien que les bassins soient dans la dernière mieux rassemblés, sont au fond les mêmes. Elles ont les mêmes langages et elles contiennent le même nombre infini de types et sous-types des bassins viciés.

3° L'école allemande a déjà rejeté depuis longtemps ces classifications. Martin adopte la suivante :

Bassins généralement rétrécis.

Bassins partiellement rétrécis	au détroit supér.	dans le diam. ant. post.
		— — transversal
		— — oblique.
	au détroit infér.	— — transversal
	rétrécis irrégulièrement.	

Cette classification est évidemment meilleure que les autres, mais on ne peut l'admettre.

Toutes ces classifications ont, à mon avis, le tort de négliger l'élément anatomo-pathologique le plus important : la *forme du bassin*, ce qui est, en même temps, l'élément diagnostique le plus nécessaire. Ce n'est pas, en effet, dans la pratique, la connaissance de la cause du rétrécissement qu'il nous faut, ce n'est pas la seule connaissance du diamètre rétréci qu'il nous faut, mais la connaissance d'un ensemble de choses, telles que le diamètre rétréci, le degré et le siège du rétrécissement et la forme du bassin. Or, une idée qui embrasse d'une manière la plus synthétique exprimée avec une formule graphique la plus simple, ne peut être donnée que par une classification basée sur la *forme des bassins viciés*.

Et de fait, lorsque nous connaissons la forme d'un bassin, nous avons notion en même temps de sa capacité, du siège, de la pathogénèse et même, assez souvent, du degré du rétrécissement; sans compter que l'élément *forme*, le *morphologisme*, dont vous tous connaissez la haute importance dans l'étude de l'anatomie, est l'élément fondamental et presque universel de toutes les classifications scientifiques.

Deux arguments plaident en faveur de ma thèse :

En premier lieu, voici deux bassins rétrécis (fig. 1, 2) : l'un est un bassin ostéomalacique à un degré avancé, l'autre est un bassin généralement petit. Dans chacun d'eux, les diamètres sont tous

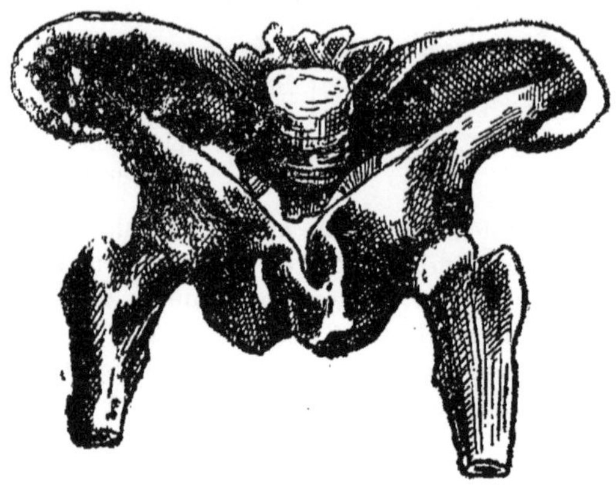

Fig. 1. — Bassin ostéomalacique.

plus petits que la moyenne. Est-ce que cette notion nous donne l'idée la plus simple sur la cause, le siège, le degré du rétrécissement et la forme du pelvis? Est-ce que cette notion nous dit dans

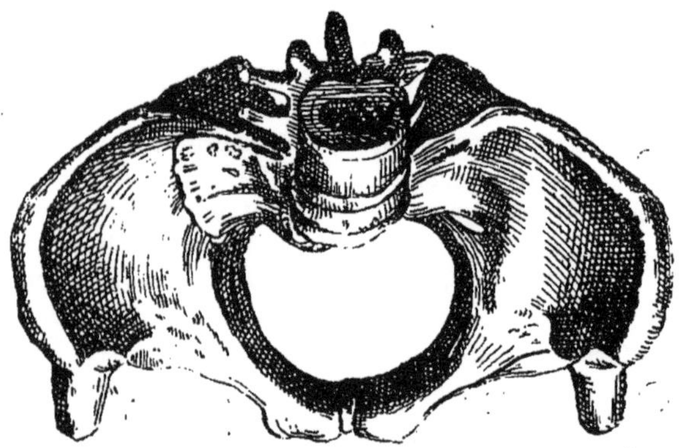

Fig. 2. — Bassin généralement petit.

lequel de ces deux bassins l'accouchement peut avoir lieu plus ou moins facilement? Assurément, non.

Et cependant, si nous connaissions la forme de ces deux bassins, l'un triangulaire et l'autre de forme presque normale, nous pourrions nous former une idée assez exacte et claire sur la nature de la cause, sur la pathogénèse, sur le siège et le degré probable du rétrécissement et sur le pronostic. Car nous savons que le bassin triangulaire est déterminé par l'action simultanée de toutes les forces transformatrices du bassin des nouveau-nés, lorsque les os sont grandement ramollis, ainsi que cela arrive dans le rachitisme à un degré très avancé et dans l'ostéomalacie, que le bassin généralement petit est causé par un arrêt de développement et qu'ils ont une forme déterminée.

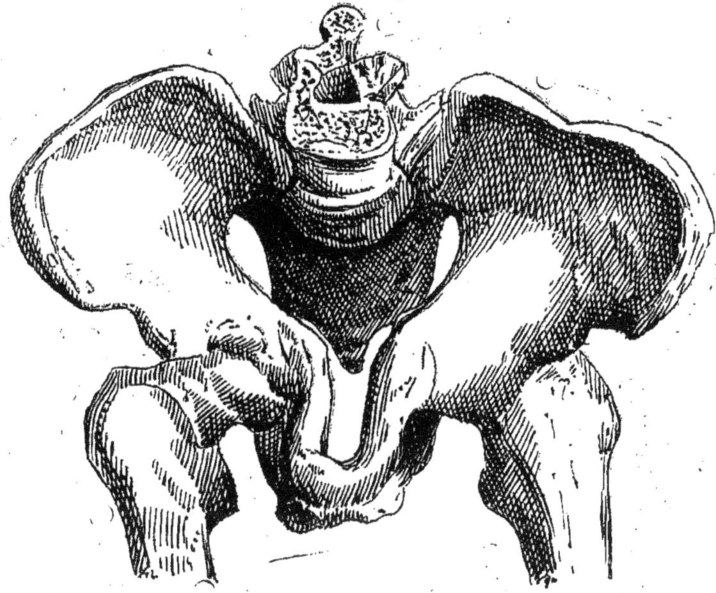

Fig. 3. — Bassin ostéomalacique.

Voici deux autres bassins rétrécis (fig. 3, 4) dans leur diamètre transversal. Qu'est-ce que cela nous apprend?

Très peu, seulement la réduction du diamètre transversal. Mais rien sur la cause, rien sur la pathogénèse, sur la forme et sur le pronostic. Tout cela nous le saurions, je le répète, si nous connaissions la forme.

Secondement, dans toutes les branches de l'histoire naturelle les classifications sont fondées presque toutes sur l'élément *forme*. La zoologie moderne ne s'appuie pour ses classifications que sur l'anatomie comparée, c'est-à-dire la comparaison entre formes diverses. Toute étude qui a trait à l'histoire naturelle de l'homme, voire même la bactériologie, s'en rapporte maintenant à la forme. L'anthropologie aussi, qui classait tout dernièrement encore son matériel en se basant sur les diamètres des têtes, nous donnait des divisions anthropologiques et ethnographiques fort arbitraires

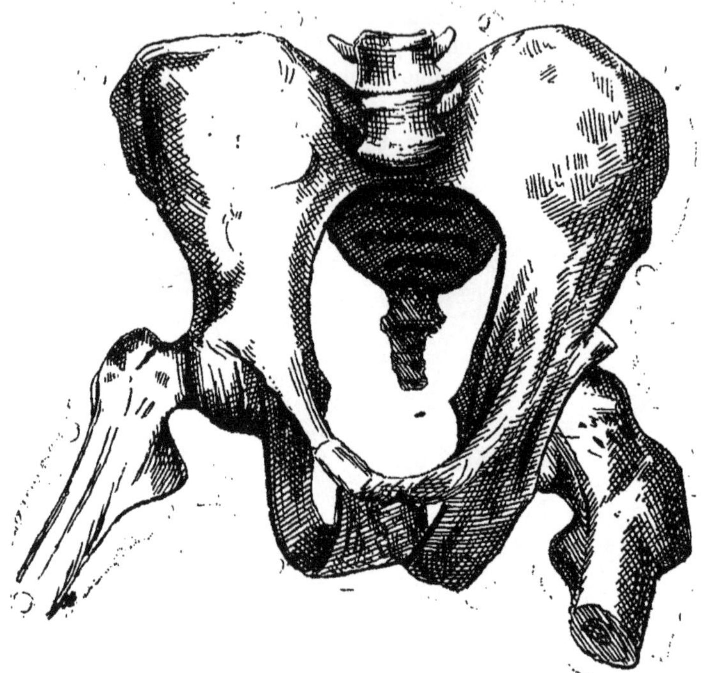

Fig. 4. — Bassin avec ankylose des deux symphyses sacro-iliaques.

et souvent en contradiction avec les faits. Mais aujourd'hui que les classifications anthropologiques ont été, par l'œuvre du Pr Sergi de Rome, basées sur la forme des crânes, l'élément qui se transmet invariable pendant une longue série de siècles, on a pu reconstruire d'une façon presque parfaite l'histoire des peuples anciens, on a pu se rendre compte de beaucoup de choses de ces peuples. La forme, en somme, est tout. C'est l'art, qui est d'autant plus parfait et classique que la forme est précise, claire et finement rendue. Et la beauté même n'est que la forme tangible de la santé!

C'est donc à l'élément fondamental, universel — à la forme — que nous devons nous rapporter pour classer rationnellement les bassins viciés. Mais, pourrait-on me dire, en prenant la forme comme élément fondamental de la classification, c'est faire retour aux vieilles classifications. Et quand cela serait, si la forme nous rend des services ?

Que la forme des bassins doive être la base d'une bonne classification, j'en trouve encore la raison dans la nécessité sentie par tout le monde d'avoir une connaissance précise de la forme d'un bassin rétréci. En effet, le Congrès international d'obstétrique de Genève ne demanda aux sept rapporteurs sur les bassins viciés que de nous dire quelle est la fréquence des viciations pelviennes et QUELLES SONT, surtout, *les* FORMES *les plus communes de ces viciations*.

Ajoutez à tout cela le fait que MM. Pinard et Varnier doivent faire suivre leurs communications sur la symphyséotomie d'une démonstration, ce qui est assurément très intéressant pour mon sujet, des *différentes formes des bassins trouvés* à l'autopsie des femmes mortes à la suite de cette opération.

De plus, vous venez d'entendre et de voir ce que mon cher Maître et ami, M. Budin, vient de dire et de vous présenter sur la nécessité de bien connaître la forme du bassin. La connaissance du diamètre dans un cas n'avait pas été utile comme celle de la forme.

Vous tous, Messieurs, vous comprenez la haute importance de ce fait; Pinard, Varnier et Budin aussi ne nous parlent pas de la cause, du diamètre et du degré du rétrécissement, mais exclusivement de la forme des bassins. C'est ce qu'il faut. Ils savaient le degré, le siège et la cause des bassins viciés dans lesquels ils ont pratiqué la symphyséotomie, mais ce qui importait surtout, c'était la connaissance de la forme.

Si maintenant nous étudions les bassins au point de vue de la pathologie, nous voyons qu'ils prennent en s'altérant des formes caractéristiques, non pas selon la cause, mais selon qu'un ou plusieurs éléments transformateurs du bassin du nouveau-né entrent en jeu. Nous pouvons avoir, par rapport principalement au détroit supérieur où le rétrécissement a le plus souvent lieu, une

Forme ovale.
— triangulaire.
— atypique.

Il suffit, pour s'en convaincre, de jeter un coup d'œil sur les figures des bassins viciés ci-jointes, faisant la comparaison avec la forme du bassin normal.

La plus fréquente forme de bassin pourtant, c'est la *forme ovale*,

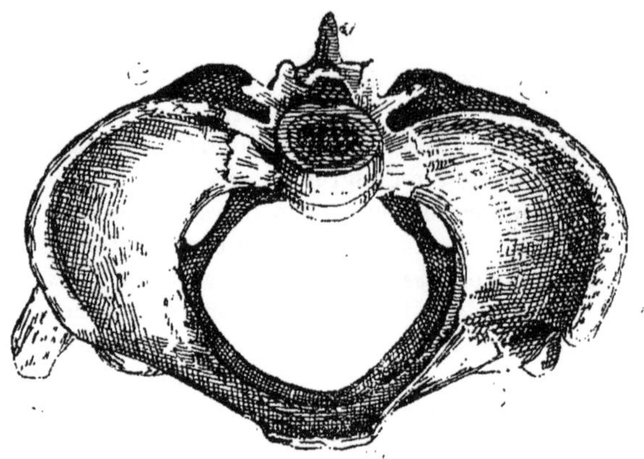

Fig. 5. — Bassin normal.

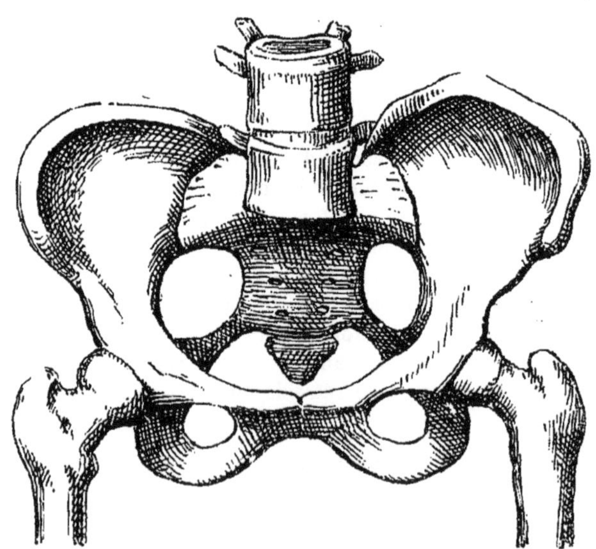

Fig. 6. — Bassin ovale (rachitique).

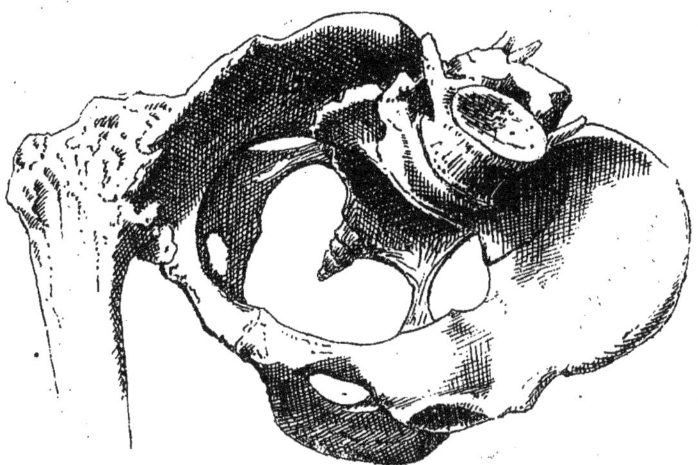

Fig. 7. — Bassin ovale (coxalgique).

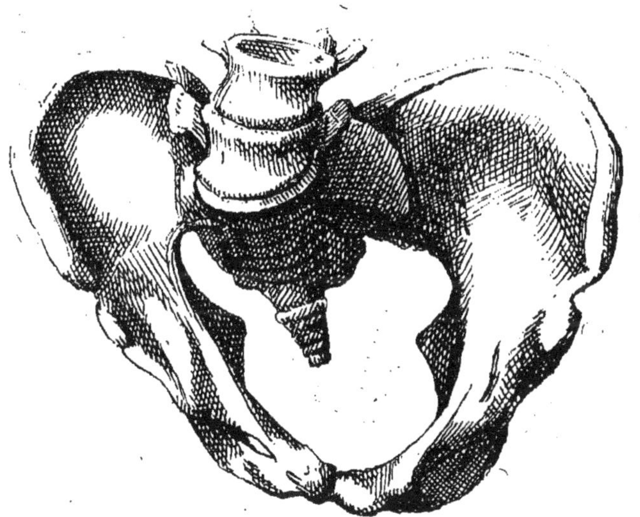

Fig. 8. — Bassin ovale (oblique ovalaire de Naegele).

qui nous donne, en rapport avec la ligne médiane antéro-postérieure du bassin, au détroit supérieur, une

Forme ovale dans le sens transversal (fig. 6).
— — oblique (fig. 7 et 8).
— — antéro-postérieure (fig. 9).

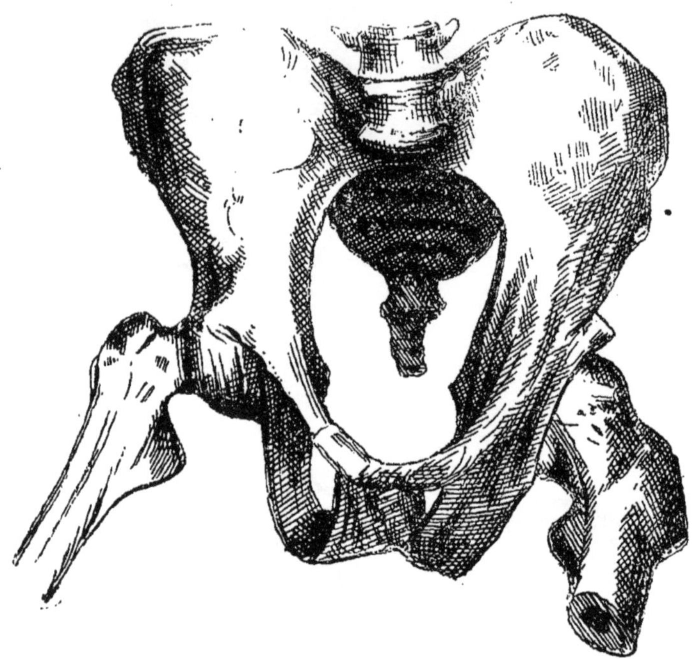

Fig. 9. — Bassin ovale (double oblique ovalaire de Robert).

D'où la classification générale suivante :

Bassin vicié à forme ovale transversale rétréci dans le diamètre ant. post.
— — oblique — — oblique.
— — antéro-postérieure — — transversal
— triangulaire rétréci en plusieurs diamètres.
— atypique — — —

Ainsi que vous le voyez, je néglige dans cette classification deux espèces de bassins parce que, s'il faut les admettre au point de vue théorique, il n'en est pas de même au point de vue pratique, j'entends les *bassins trop grands* et les *bassins généralement petits*.

Voici pourquoi :

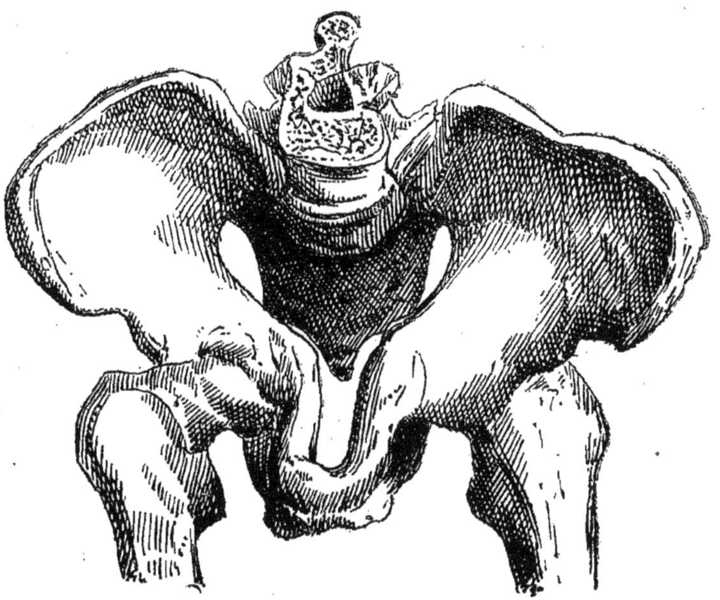

Fig. 10. — Bassin triangulaire (ostéomalacique).

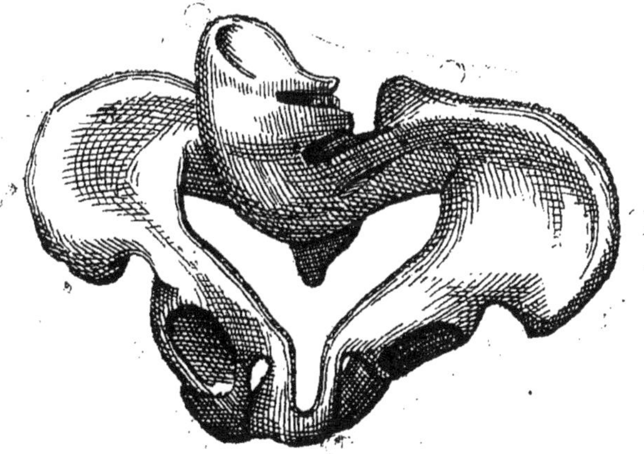

Fig. 11. — Bassin triangulaire (rachitique pseudo-ostéomalacique).

C'est que, en effet, les premiers ne sont admis par tout le monde ni anatomiquement, ni cliniquement. Il y en a, à proprement parler, quelques rares exemples, mais ils ne troublent ordinairement ni la grossesse ni l'accouchement. Ils ne constituent point un cas de dystocie proprement dite.

Quant aux seconds, les généralement petits, bien que les diamètres soient tous plus petits, l'antéro-postérieur n'est pas, dans

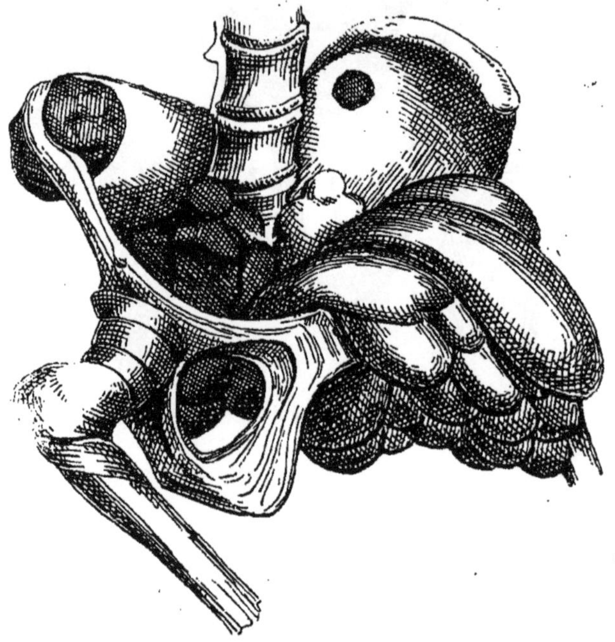

Fig. 12. — Bassin à forme atypique par tumeurs.

l'immense majorité des cas, petit en proportion des autres; il est ordinairement plus racourci. Dans ces conditions, les bassins généralement petits rentrent de plein droit dans les bassins ovales transversaux, où effectivement je les place.

C'est pourquoi je néglige, dans la classification que j'ai l'honneur de vous proposer, les bassins trop grands aussi bien que les généralement petits.

Un autre point que j'estime opportun de mettre en relief, c'est que je me borne dans ma classification à étudier la forme du détroit supérieur seulement. Je ne puis pas entrer ici dans beaucoup de particularités, pour ne pas abuser de votre bienveillance ; mais vous, connaissant le mécanisme de transformation du

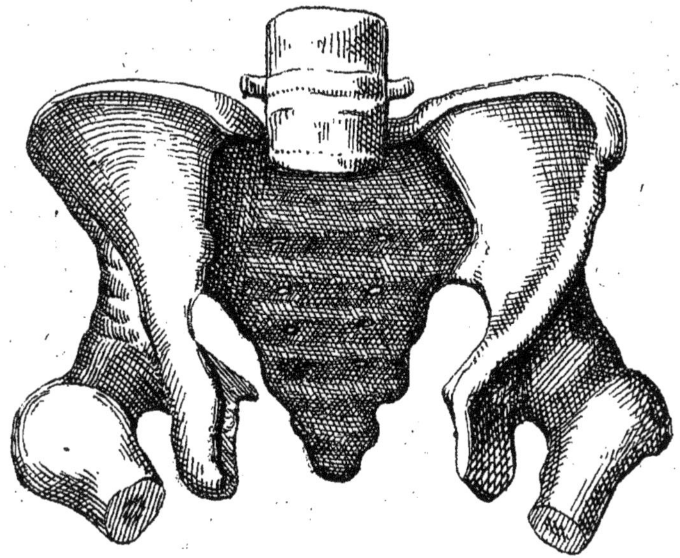

Fig. 13. — Bassin à forme atypique par fissure de la symphyse des pubis.

bassin du nouveau-né en celui de l'adulte, vous comprenez parfaitement quelle doit être la forme et quelles modifications on a dans l'excavation et au détroit inférieur, lorsque le détroit supérieur prend une forme pathologique quelconque.

J'exposerai ce point plus en détail dans mon mémoire.

Voulant maintenant vous présenter un tableau contenant, à côté de chaque type des bassins viciés, les causes qui le déterminent, nous avons la classification suivante :

CLASSIFICATION ANATOMO-PATHOLOGIQUE (MORPHOLOGIQUE) LA TORRE DES BASSINS VICIÉS

Bassin ovale transversal (diamètre antéro-postérieur rétréci) : Arrêt de développement, ramollissement simple ou rachitique des os pelviens, luxation coxo-fémorale double.

Bassin ovale oblique (un des deux obliques rétréci) : Arrêt de développement d'une symphyse sacro-iliaque, lésion d'un membre inférieur, scoliose.

Bassin ovale antéro-postérieur (diamètre transversal rétréci) : Arrêt de développement des os en général, des deux symphyses sacro-iliaques, ramollissement simple des os, cyphose, spondilizème.

Bassin triangulaire (plusieurs diamètres retrécis) : Ramollissement excessif des os par rachitisme, par ostéomalacie.

Bassin atypique (à plusieurs diamètres rétrécis) : Lésions simples et complexes de la colonne vertébrale, scolio-rachitiques, cypho-rachitiques, suppuration et fractures des vertèbres et des os pelviens, ouverture de la symphyse des pubis.

Je crois que cette classification est meilleure que les autres, car, outre toutes les bonnes raisons que je viens de vous exposer, elle suit, ce que les autres ne font pas, la méthode rationnelle de la pathologie moderne qui ne fait pas d'une même lésion autant de formes morbides qu'il y a de causes qui la déterminent.

C'est donc bien, d'après la forme, le véritable caractère anatomo-pathologique, que nous devons classer les bassins viciés.

PARIS. — IMPRIMERIE F. LEVÉ, RUE CASSETTE, 17.

www.ingramcontent.com/pod-product-compliance
Ingram Content Group UK Ltd.
Pitfield, Milton Keynes, MK11 3LW, UK
UKHW020500220726
13923UKWH00006B/2672

9 782019 229610